Reimrätsel für Senioren und Kinder

Wie lautet des Rätsels Lösung?
Seniorenbeschäftigung Rätsel und
Gedächtnistraining

101 Ratespiele für Senioren – Band 1

Senioren Beschäftigungen

1. Auflage
©2020 Senioren Beschäftigungen
Alle Rechte vorbehalten

Folge uns auf Social Media!

Inhaltsverzeichnis

Einleitung 4

Reimrätsel 1: Verschiedene Phasen und Zeiten des Jahres 8

Reimrätsel 2: Verschiedene Berufe 12

Reimrätsel 3: Berühmtheiten 18

Reimrätsel 4: Getränke 21

Reimrätsel 5: Speise/Nahrung 24

Reimrätsel 6: Länder 28

Reimrätsel 7: Urlaub 33

Reimrätsel 8: Weihnachten 37

Reimrätsel 9: In der Schule 42

Reimrätsel 10: Verschiedenes 46

ENDE 51

Weitere Senioren Beschäftigungen 52

Unser Genschenk an dich 53

Einleitung

Ich begrüße dich zu diesen 101 sogenannten Reimrätseln und Gedichten und möchte mich gleichzeitig dafür bedanken, dass du dich für diese Ausgabe entschieden hast! Was fasziniert uns Menschen so sehr an Rätseln und an Reimen? Es ist die Tendenz des Menschen, das Mysteriöse entschlüsseln zu wollen. Krimis fesseln uns regelmäßig vor die Bildschirme, weil wir wissen wollen, wer etwas Bestimmtes getan hat. Oder aber, wir wollen dabei zusehen, wie es jemand anderes herausfindet. Das Unbekannte reizt uns, es zieht uns sogar magisch an. Und so wollen wir nichts unversucht lassen, um das Unbekannte, das Unberechenbare doch berechenbar zu machen. So wird es sich auch mit diesen 101 Rätseln verhalten, die es zu lösen gilt. Diese Rätsel bieten sich von ihrer Aufmachung her besonders für Senioren und Kinder an. Kinder sind dabei, ihr Sprachzentrum von Tag zu Tag zu erweitern. Sie lernen täglich hinzu und bauen sich ihr sprachliches Gerüst. Ein Wortschatz, der nicht ausgereift ist und sprachliche Defizite können sich im Leben negativ bemerkbar machen. Umso effektiver ist es, wenn man mit frühen Übungen beginnt und Kindern dabei bei der Entwicklung ihrer Sprache behilflich ist. Senioren und Menschen mit Demenz hingegen stehen vor ganz anderen Herausforderungen. Sie sollten mental fit sein und wollen ebenso herausgefordert werden. Durch diese Reimrätsel erhalten sie eine gute und attraktive Möglichkeit, um ihr Gedächtnis anzuregen. Haben sie es geschafft, werden sich Erfolgserlebnisse einstellen und schließlich steigert das bei allen Lesern und Rätsel-Lösern das Selbstvertrauen und allgemeine Befinden! Wie und inwiefern diese Rätsel verwendet bzw. angewendet werden, das liegt ganz in der Hand der- bzw. desjenigen, der sich für den Kauf des Buchs entschieden hat. Derjenige, der sich für den Kauf entschieden hat, kann die Rätsel gern in Eigenregie lösen und selbst den Spaß in der Poesie finden. Schließlich wollen wir doch alle, dass unser Leben in gewisser Weise einen Sinn ergibt, dass sich die Dinge in unserem Leben „reimen". Wie ginge dies besser als mit 101 Reimgedichten? Es ist aber auch möglich, dass diese Rätsel anderen Kindern oder Senioren vorgelesen werden. Daher kann es eine lohnenswerte Anschaffung für Eltern mit kleineren Kindern, für Erzieher, für Leiter von Seniorenresidenzen, von Betreuern und Familienangehören sein. Dieses Werk lässt sich daher auch gut verschenken und für viele Anlässe und Zwecke verwenden. Die Funktionsweise ist dabei ganz einfach: ein Rätsel besteht immer aus vier Zeilen. Die ersten zwei und die letzten zwei Zeilen ergeben jeweils einen Reim und deuten auf einen ganz bestimmten Begriff hin, der gesucht wird. Am Ende ist es also ein Reim, der fehlt und der ergänzt werden muss. Es muss also nicht „in das Unbekannte hinein" geraten werden. Dafür stehen die Reime als

Hinweise zur Verfügung, die eine schnelle Lösung ermöglichen sollten. Natürlich ist nicht jedes Rätsel zwangsläufig kinderleicht zu lösen. Wird das Spiel in Gruppen ausgeführt, dann kann der Leiter des Spiels dieses finale, zu erratende und schließlich fett gedruckte Wort beim Lesen des Rätsels einfach auslassen. Möchte man das Rätsel für sich allein lösen, sollte man versuchen, das fett gedruckte Wort anderweitig auszublenden, evtl. zuzuhalten. Mehr Vorbereitung ist im Prinzip nicht vonnöten. Der Rätselspaß kann losgehen!

P.S. Auf Seite 53 findest du noch ein exklusives Geschenk von uns. Lass dich überraschen!

Reimrätsel 1: Verschiedene Phasen und Zeiten des Jahres

Kurzgedicht 1 / 101
Steht für Liebe und ist rot
Am Valentinstag? Alles im Lot!
Ist das Blatt ab, ist es lose
So duftet nur die ... **Rose**.

Kurzgedicht 2 / 101
Frühblüher hier, Frühblüher da
Der Frühling ist da, der Winter rar.
Kein Schnee, keine Flocke
Es blüht nur die ... **Osterglocke**.

Kurzgedicht 3 / 101
Vier gibt's an der Zahl, jedes Jahr.
Mal kalt, mal warm, mal fern, mal nah.
Schneefall, Wind, Sonne, Heiterkeiten?
Ja das sind vier ... **Jahreszeiten**.

Kurzgedicht 4 / 101

Wenn es kalt ist, sieht man's ganz bestimmt.
Wie's das schneiend vom Himmel nimmt.
Weihnachten, Kälte, des Engels Locke,
sechseckig – die ... **Schneeflocke**.

Kurzgedicht 5 / 101

Karottennase und Rosinen.
Der Typ, er kann dich nicht bedienen.
Ist kalt wie Eis, hat Zylinder an.
Man kennt ihn als den ... **Schneemann**.

Kurzgedicht 6 / 101

Zwei Gruppen tollen im Schnee umher,
werfen, treffen? Ist nicht schwer!
Form einen Ball! Nimm dich in Acht!
Im Winter droht die ... **Schneeballschlacht!**

Kurzgedicht 7 / 101

Bei Kindern kommt er ganz bestimmt.
Ist's doch er, der stets Geschenke bringt.
War er da, fängt die Bescherung an.
Bärtig, mit Rentier, er – der ... **Weihnachtsmann**.

Kurzgedicht 8 / 101

Erst eins, dann zwei, dann drei, dann vier.
Dann steht das Christkind vor der Tür.
Vier brennen am Ende und zwar ganz.
Zünd ihn an, halte inne, das ist der ... **Adventskranz**.

Kurzgedicht 9 / 101

Kann stacheln, nadeln, doch auch strahlen.
Geschenke hier, Lichter da, so schön – bereitet keine Qualen.
Schnell aufgestellt ist er ein Traum.
Jährlich gibt's den ... **Weihnachtsbaum**.

Kurzgedicht 10 / 101

Kann fliegen, beschützen, vieles mehr.

Menschen mögen sie und zwar sehr.

Sind heilig, daher keine Bengel!

Sind weiß, sind golden, das sind … **Engel**.

Kurzgedicht 11 / 101

Wenn's warm ist, suchen wir es auf.

Rutsche runter, wieder rauf.

Wir laufen hin, wir fahren Rad.

Und dann das Schwimmen im … **Schwimmbad**.

Reimrätsel 2: Verschiedene Berufe

Kurzgedicht 12 / 101
Fertig zum Fahren, das Blaulicht ist an.
Der Verbrecher flieht? Die Kollegen sind dran!
Freund und Helfer, durchschauen jede List!
Trägt eine Pistole – das ist ein … **Polizist!**

Kurzgedicht 13 / 101
Fertig zum Fahren, das Blaulicht ist an.
Irgendwo brennt es, aber wo, aber wann?
Die Scheune sie brennt, das ist ja der Gau!
Sie weiß, wie man es löscht – die … **Feuerwehrfrau!**

Kurzgedicht 14 / 101
Kritik gibt es oft, sie haben es schwer.
Kinder erziehen, korrigieren, vieles mehr.
Passen Schüler nicht auf, haben sie es noch schwerer.
Lehren uns all die Bildung, das sind nämlich ...
Lehrer!

Kurzgedicht 15 / 101
Morgens um vier sind sie auf den Beinen.
Wenn sie dann schon arbeiten, würdest du eher weinen.
Brezel, Brot und vieles mehr – was sie machen schmeckt uns sehr.
Immer frisch und immer lecker – wer es backt, der nennt sich ... **Bäcker!**

Kurzgedicht 16 / 101

Ohne sie hätten wir's schwer – unsere Gesundheit? Umso mehr!

Sie sind immer da, wenn uns was fehlt. Für jedes Körperteil, das uns gerade quält. Mal sind's die Zähne, mal auch die Beine. Der Rücken, er schmerzt, schmerzt volles Rohr. Weißer Kittel, viele Instrumente, „geh zum ... **Doktor!**"

Kurzgedicht 17 / 101

Man sieht sie oft in Restaurants. Schmeckt es nicht? Keine Chance!

Doch meistens schmeckt es richtig gut. Übersicht, Fleiß, viel viel Mut!

Weiße Schürze, weißer Hut, Kelle, Messer, heiße Glut.

Du sitzt dort, fragst dich: „wie lang noch?" Frag nicht mich, frag doch den ... **Koch!**

Kurzgedicht 18 / 101

Verdient ne Million, vielleicht auch mehr. Muss oft trainieren und das auch noch sehr. Hat ein Trikot und Schuhe, das auch. Hat einen Verein, Stollen, durchtrainierten Bauch. Verteidigt oft Bälle oder schießt sie ins Tor. Rennen zurück oder noch weiter vor. Sind sie sehr gut, dann werden sie gekauft. Je besser, desto agiler – wen ich meine? Den ... **Fußballspieler!**

Kurzgedicht 19 / 101

Geht's dir nicht gut, kannst du zu ihm gehen.
Du bist traurig, verstimmt, kraftlos? Er lässt dich nicht stehen.
Die Gespräche sind es, die er nicht scheut.
Freud war einer, heut gibt es viele. Wen ich meine? Den ... **Therapeut!**

Kurzgedicht 20 / 101
Sie machen Gesetze, ändern sie um.
Sie arbeiten viel, viele beschimpfen sie als dumm.
Manchmal vielleicht zurecht, doch manchmal auch nicht. Vom Fernsehen kennen wir sie – deren Gesicht. Sie tragen gern Anzug, manchmal auch schicker. Wen ich meine? Das sind …**Politiker!**

Kurzgedicht 21 / 101
Du hast nichts getan? Bist vor Gericht?
Der Richter ist fies, wäscht dein Gesicht?
Du brauchst jemanden, der dich verteidigen kann! Kennt das Gesetz, leitet dich an. Meist schwarze Kleidung, seriöse Gestalt! Nichts sage ich, ohne meinem … **Anwalt!**

Kurzgedicht 22 / 101

Ich bin musikalisch, verdiene viel Geld.

Treff ich die Töne? Dann bin ich der Held!

Ich sing viele Lieder, schone meine Stimme, hab auch mal Texthänger.

Mein Instrument ist das Mikrofon, denn ich bin ein ... **Sänger!**

Kurzgedicht 23 / 101

Kannst du nicht gut schwimmen, ist er für dich da.

Hat viel Verantwortung, meist für eine Schar.

Sitzt auf einem Stuhl, passt auf dich auf. Wie heißt er?

Megafon, Schwimmbrett – klar! Er ist ... **Bademeister**

P.S. Auf Seite 53 findest du noch ein exklusives Geschenk von uns. Lass dich überraschen!

Reimrätsel 3: Berühmtheiten

Kurzgedicht 24 / 101
Er war sehr, sehr schlau. Schlau in Physik.
Charakteristische Zunge, verträumter Blick.
Stammt aus Ulm, war auch in Amerika.
$E=mc^2$ = alles kann relativ sein! Sagte ... **Albert Einstein**!

Kurzgedicht 25 / 101
War einst noch Anwalt in den Staaten von Amerika.
„Yes – we can" hieß es später und schon war er der Star.
Vor Trump war er Präsident der USA.
Wen ich meine? Na klar! ... **Barack Obama!**

Kurzgedicht 26 / 101

War ein Geistlicher, war sehr populär.
Tat seinen Dienst für Protestanten – und zwar sehr.
Auf einer Burg übersetzte er ein Buch – auf der Wartburg – zu Besuch.
Evangelische Kirche? 95 Thesen? Alles in Butter? Na klar! Ich meine ... **Martin Luther!**

Kurzgedicht 27 / 101

Er ist ein berühmter Deutscher, groß und schlank. Schlau, manchmal fies, eloquent, rank.
Hast du mal Millionäre im Fernsehen gesehen? Menschen, die neben sich stehen, falsch raten, dann gehen?
Raten und quizzen, das macht er auch. Er moderiert diese Sendung – **Günther Jauch!**

Kurzgedicht 28 / 101

Dank ihm können wir lesen, das ist mal klar.

Er ist auch Deutscher, ein echter Star.

Dank ihm gibt es Buchdruck, das ist sein Werk!

Der Dank geht an ihn! Johannes ... **Gutenberg!**

Kurzgedicht 29 / 101

Wurde nicht alt, diese Gestalt!

Herrschte in Rom, auf seinem Thron.

Der erste Kaiser war er, in Rom ein Star.

Sein Name: Gaius Iulius ... **Cäsar!**

Reimrätsel 4: Getränke

Kurzgedicht 30 / 101
Ist gut für die Knochen, besonders für die Kinder.
Kann man trinken kalt oder warm, im Sommer oder Winter.
Manche am Morgen, manchmal im Kaffee. Gut für die Knochen. Ist weiß, kommt von der Kuh, was ich meine ist: ... **Milch**!

Kurzgedicht 31 / 101
In ihm liegt die Wahrheit, sagt ein altes Sprichwort.
Trinkst du zu viel davon, fährst du nicht mehr fort!
Ihn gibt's in rosé, weiß und rot. Was kann das nur sein?
Das Getränk, das ich meine, das nennen wir... **Wein**!

Kurzgedicht 32 / 101

Kinder mögen es vor allem, denn es ist süß und weltweit bekannt.

Es hält wach, ist braun, blubbert, man kennt es in nahezu jedem Land.

Du kannst es auch bei Krankheit trinken, dann ist es dir vielleicht wohler.

Doch trink nicht zu süß, es hat viel Zucker, was ich meine ist: ... **Cola**!

Kurzgedicht 33 / 101

Es hat Alkohol, man trinkt es kühl und in nahezu jedem Land.

Es gilt als Lieblingsgetränk der Männer, das liegt auf der Hand.

In Spanien nennt man es Cerveza, Pilsner, Pils, Hopfen da und hier.

Was ich meine? Das ist so klar wie ein Weizen, es ist ... **Bier**!

Kurzgedicht 34 / 101

Es hat Koffein, bringt dich durch den Tag.

Man trinkt es mit Milch oder Zucker, so wie man es mag.

Außerdem ist es die Alternative zu Tee.

Es kommt auch aus Automaten – der ... **Kaffee**.

Kurzgedicht 35 / 101

In England gibt es eine extra Zeit.

Kamille, Pfefferminze, grün, schwarz? Das Getränk für Gesprächigkeit!

Bist du krank, trink ihn und alles ist okay.

Das Getränk, das ich meine, nennt sich... **Tee**!

P.S. Auf Seite 53 findest du noch ein exklusives Geschenk von uns. Lass dich überraschen!

Reimrätsel 5: Speise/Nahrung

Kurzgedicht 36 / 101
In Deutschland kommt es oft auf den Tisch.
Ob als Gratin oder Brei, ob fertig oder frisch.
Du magst sie nicht? Sei kein Stoffel!
Schon der alte Fritz aß sie, die ... **Kartoffel**!

Kurzgedicht 37 / 101
Nudeln sind beliebt, vor allem diese.
In Italien mit Tomaten und Gewürz – eine Brise.
Lang und schnell fertig, das sind sie.
Lange Pasta nennt man ... **Spaghetti**.

Kurzgedicht 38 / 101
Fungi, Salami, Schinken, Ei.
Wenn du sie bestellst, hast du vieles dabei.
Mit dem Lieferservice, im Viersitzer.
Kommt sie zu dir, die italienische ... **Pizza**!

Kurzgedicht 39 / 101

Im Sommer populär,

bei Hitze umso mehr.

Vanille, Erdbeer, Schoko weiß,

gönn dir ne Kugel leckeres ... **Eis!**

Kurzgedicht 40 / 101

Sie ist süß und schmeckt gut, keine Frage.

Zucker und Milch, für traurige Tage.

Macht Löcher in Zähne, das ist sehr schade.

Drum iss nicht zu viel ... **Schokolade!**

Kurzgedicht 41 / 101

Marmor, Käse, Heidelbeer?

Ihn zu backen, das ist nicht sehr schwer.

Hast du ein Rezept? Dann kannst ihn versuchen.

Wovon ich spreche? Natürlich vom ... **Kuchen**

Kurzgedicht 42 / 101

Sonntags auf dem Tisch, dank dem Huhn.

Ist das erstmal fertig, kann es dann ruhen.

Als Zutat sehr wichtig, gekocht? „Bin dabei!"

Ich mag das Rühr- oder Spiegel-... **ei**!

Kurzgedicht 43 / 101

Asiatische Küche, bist du dabei?

Da bestellt man sich ihn ganz schnell herbei.

Schnell gekocht, lecker heiß.

Ich esse ihn oft – den gekochten ... **Reis**!

Kurzgedicht 44 / 101

Gemüse, gesund, gelb, rot oder grün.

Das Schälen bereitet keine Mühen.

Fruchtig ist es, das ist klar.

Lass sie dir schmecken, die ... **Paprika**!

Kurzgedicht 45 / 101

Nicht jedes Kind mag es, ist grün und gesund.

Hat Eisen und ist warm im Mund.

Kind, iss sehr viel davon – das ist mein Rat.

Vielleicht mit Kartoffeln – den ... **Spinat!**

Kurzgedicht 46 / 101

Nachtschattengewächs, Soße oder mit Käse dazu.

Mit Spaghetti zusammen, geschält im Nu.

Rot und mit Strunk, aber keine zu harte!

Wonach ich suche? Nach der ... **Tomate!**

Kurzgedicht 47 / 101

Karpfen, Lachs oder Forelle?

Wir essen sie gern aus jeglicher Quelle.

Kommt er auch bei dir auf den Tisch?

Bist du Pescetarier, isst du gerne ... **Fisch!**

Reimrätsel 6: Länder

Kurzgedicht 48 / 101
Wahrscheinlich lebst du hier, als einer von 83 Million.
Landeshauptstadt Berlin, warst du da schon?
Tolle Städte, München, Köln, Hamburg – Goethe, Schiller, Kant.
Welches Land ich meine? Klar! ... **Deutschland**!

Kurzgedicht 49 / 101
Streifen und Sterne, das ist die Flagge. Filmindustrie, Weltmacht, Bundesstaaten. Welches Land ich meine? Das musst du erraten!
Clinton, Kennedy, Obama, Bush, Washington, Lincoln – sagen sie dir etwas? Monroe, Presley – Walk of Fame – wer hier schon war! Das Land, das ich meine? Die ... **USA**!

Kurzgedicht 50 / 101

Warmes Klima, Stierkampf, Siesta.

Churros, Tapas, immer Fiesta!

Sevilla, Madrid, Barcelona.

Das Land, das ich meine? **Spanien** – warst du schon da?

Kurzgedicht 51 / 101

Hauptstadt Paris, jetzt weißt dus bestimmt.

Wo steht der Eiffelturm? Weiß jedes Kind!

Der Wein ist lecker, das Baguette ist weich.

Wo sind wir? Na klar! In ... **Frankreich**!

Kurzgedicht 52 / 101

Da gibt's eine Mauer, die ist sehr, sehr lang.

Die meisten Menschen, was ein Andrang!

Bist du sehr groß? Dann bist du dort der Star.

Sie sind eher klein, die Menschen in ... **China**!

Kurzgedicht 53 / 101

Das größte Land der Erde, wie heißt es nochmal?

Hauptstadt? St. Petersburg, Moskau? Du hast die Wahl!

Viel Kälte, Wodka und so mancher Brauch.

Der Zar regierte hier, in ... **Russland** ... auch.

Kurzgedicht 54 / 101

Der schiefe Turm, den gibt's hier zu sehen.

In Venedig das Boot nehmen, statt zu gehen.

In Rom kann man das Kolosseum sehen.

Dafür musst du nur nach ... **Italien** ... gehen.

Kurzgedicht 55 / 101

Strand gibt es hier, die Copa Cabana auch.

Der Karneval in Rio? Ein fester Brauch!

Die Christus-Statue fällt mir auch ein.

Es ist klar, das muss ... **Brasilien** ... sein!

Kurzgedicht 56 / 101
Oben im Norden, im Winter sehr kalt.
IKEA, Natur und sehr, sehr viel Wald!
Besuch Stockholm und was noch so geht!
Vielleicht siehst du ein Rentier, was auch in ...
Schweden ... steht

Kurzgedicht 57 / 101
Pyramiden gabs hier, vor langer Zeit schon.
Jetzt immer noch, wo Pharaonen ruhen.
Heute ist es ein beliebter Urlaubsort,
Kairo liegt in ... **Ägypten** ... - warst du schon dort?

Kurzgedicht 58 / 101
Down Under, Kängurus und viele Schlangen.
Koalas und Einheimische, die hier einst sangen.
Aborigines nennt man sie glaube ich auch.
Wo wir sind? In **Australien** – in irgendeinem Strauch.

Kurzgedicht 59 / 101

Warst du schon mal hier, in Istanbul?
In einer Moschee? Das wäre sehr cool.
Auch Ankara liegt in dem Land, das man meint.
Besuch die ... **Türkei** ... – das Land wo die Sonne immer scheint!

P.S. Auf Seite 53 findest du noch ein exklusives Geschenk von uns. Lass dich überraschen!

Reimrätsel 7: Urlaub

Kurzgedicht 60 / 101
Fährst du in den Süden, kannst du ihn sehen.
Burgen bauen, drin liegen, barfuß durchgehen.
Normalerweise gibt es hier sehr viel Sand.
Was ich meine? Den ... **Strand**.

Kurzgedicht 61 / 101
Im Urlaub wollen es viele sehen.
Manche auch, um baden zu gehen.
Es rauscht und ist mächtig und zwar sehr.
Liebst du es auch? Das weite ... **Meer**?

Kurzgedicht 62 / 101
Willst du wandern und hoch hinaus.
Dann geh in den Urlaub, raus aus dem Haus!
Hoch auf den Gipfel, wohnen hier Zwerge?
Oder eher Riesen? Rauf auf die ... **Berge**!

Kurzgedicht 63 / 101

Hier kannst du wohnen, wenn du mal weg bist.

Ein Ort, der doch sehr gemütlich ist.

Wohnen auf Zeit, die Zeit vergeht hier schnell.

Essen und schlafen in einem... **Hotel**!

Kurzgedicht 64 / 101

Stell dir vor, du ziehst aus!

Mit deinem Haus!

Unterwegs essen, das liegt dir im Magen?

Dann isst und campst du vielleicht im ... **Wohnwagen**.

Kurzgedicht 65 / 101

Die Sonne genießen? Dank ihr kein Problem.

Mit ihr kannst du nämlich auch durch sie durchsehen.

Die Sonne scheint durch jede Rille.

Doch auf deiner Nase ist sie, die ... **Sonnenbrille**.

Kurzgedicht 66 / 101

Du musst dich eincremen, sonst wird es brisant.
Du bist überall rot? Dann hast du ihn erkannt.
Zu viel Sonne an Bein, Kopf und Hand?
Dann bekommst du ihn sicher – den ... **Sonnenbrand**

Kurzgedicht 67 / 101

Willst du in den Urlaub und weiter weg?
Dann fährst du nicht Rad, läufst nicht durch den Dreck.
Du buchst dir ein Ticket für Athen, London, Riga.
Du fährst einfach los und sitzt dann im ... **Flieger!**

Kurzgedicht 68 / 101

30 Grad und noch mehr werden es.

Begib dich ins Wasser und weg ist der Stress.

Es gibt ihn in Hotels, das ist sehr cool.

Schwimm eine Runde im ... **Swimming-Pool!**

Kurzgedicht 69 / 101

Im Urlaub beliebt, sportlich auch.

In den Bergen sehr oft, so ist der Brauch.

Mit Gehstock und Rucksack, quer durch Flandern.

Oder die Alpen? So ist nun mal das ... **Wandern**.

Reimrätsel 8: Weihnachten

Kurzgedicht 70 / 101

An Weihnachten sieht man ihn überall stehen.
Nach Weihnachten muss er dann irgendwann gehen.
So viele Geschenke, Kugeln, einfach ein Traum!
Hast du ihn geschmückt? Den … **Weihnachtsbaum**?

Kurzgedicht 71 / 101

Wer bringt die Geschenke an Weihnachten mit?
Mit Schlitten und Rentier, ein gefährlicher Ritt?
Der Weihnachtsmann oder doch, ganz geschwind?
Zum Wohle aller Kinde, das flinke … **Christkind**?

Kurzgedicht 72 / 101

Man macht es zum Geburtstag, an Weihnachten auch.
Mit Schleife und Papier, so ist der Brauch.
Was könnte es sein? Ist es das, was ich denke?
Ich mach es jetzt auf, dieses ... **Geschenke!**

Kurzgedicht 73 / 101

Am 24. kriegen alle Geschenke.
Kriege auch ich, das, was ich denke?
Dann ist es so weit, die Rentiere trabend.
Zeit für Bescherung – am ... **Heiligabend!**

Kurzgedicht 74 / 101

Lateinisch für Ankunft, Weihnachtszeit.
Vier gibt es zu feiern, mach dich bereit.
Wenn die fünfte Kerze brennt,
dann hast du einen zu viel, einen ... **Advent.**

Kurzgedicht 75 / 101
Kinder, schreibt auf, was ihr denn wollt.
Zum Heiligen Abend, damit ihr nicht schmollt.
Ein neues Fahrrad? Eine Musik-CD? Ein Snowboard Brettl?
All das steht dann auf dem ... **Wunschzettel**.

Kurzgedicht 76 / 101
Am 6. Kommt er und erfüllt Wünsche von Kindern.
Mit Schokolade kann er so manchen Kummer lindern.
Im Stiefel schaut die Schokolade hinaus.
Es war klar, er war da! Der ... **Nikolaus**!

Kurzgedicht 77 / 101

Man isst sie an Weihnachten, süß und lecker.

Man backt sie, schaut und stellt sich den Wecker.

Man verspeist sie an Weihnachten, trägt sein Lätzchen.

Man verschenkt sie auch gern, die Weihnachts...**Plätzchen**!

Kurzgedicht 78 / 101

Dort sind Tiere, normalerweise.

Hier wurde auch Jesus geboren, auf besondere Art und Weise.

Der Stern von Bethlehem – man sah ihn überall.

Und die vom Morgenland kamen in den ... **Stall**.

Kurzgedicht 79 / 101

Viele Türchen, Kinder lieben sie.

Schokolade dahinter, von 1-24 gibt es die.

Wir verschenken sie in vielen Ländern.

Wir sprechen hier von den ... **Adventskalendern**!

Kurzgedicht 80 / 101

In der Kirche singt man es.

An Weihnachten auch. Gib acht!

Silent Night, auf Deutsch: ... **Stille Nacht!**

P.S. Auf Seite 53 findest du noch ein exklusives Geschenk von uns. Lass dich überraschen!

Reimrätsel 9: In der Schule

Kurzgedicht 81 / 101
Am Ende des Jahres bekommen wir es.
2 gut – okay, 6? Sehr viel Stress!
Wichtig ist es, das ist gewiss.
Am Ende des Schuljahrs, das ... **Zeugnis**.

Kurzgedicht 82 / 101
Formeln und Zahlen,
Zeichen und Regeln, manchmal auch Qualen.
es ist der große Bruder der Physik.
Was ich meine? Klar, die ... **Mathematik**.

Kurzgedicht 83 / 101
Bockspringen hier, Handball da.
Bist du sportlich, dann bist du der Star.
Für manche ein Segen, für manche Mord.
Mochtest du, das Schulfach ... **Sport**?

Kurzgedicht 84 / 101

Singst du gerne? Spielst du Klavier?

Hast du Rhythmus im Blut? Dann zähl mal auf vier.

Hast du das absolute Gehör? Dann bist du ein Freak.

Und hast gute Schulnoten im Schulfach ... **Musik**!

Kurzgedicht 85 / 101

Picasso tat es, Dali tat es auch.

Sie malten und zeichneten, so war es ihr Brauch.

Kannst du es auch gut, bist du in der Gunst.

Denn dann bist du gut, im Schulfach ... **Kunst**.

Kurzgedicht 86 / 101

Was machen die Tiere? Was macht die Pflanze?

Was macht mein Körper, wenn ich tanze?

Die Lehre vom Leben enttäuscht mich nie.

Ich liebe das Schulfach... **Biologie**!

Kurzgedicht 87 / 101

Ist in der Schule die Pause, rennen wir drauf.
Wir springen und fangen, Zeit nimmt ihren Lauf.
Bleibst du lieber drin? Dann findest ihn doof.
Mit Schaukeln und Glocke, den ... **Schulhof**.

Kurzgedicht 88 / 101

Von Steinen und Pflanzen,
Natur und Chemie.
Wo bin ich denn hier? Fragt sich kein Genie.
Vielleicht liebt er auch nur die ... **Geografie**

Kurzgedicht 89 / 101
Weltkriege, Aufstände, wichtige Momente.
Mauerfall, Wiedervereinigung, Sicherung der Rente.
Wir sind alle Zeugen von ihr, erzähl es deiner Nichte!
Sie wird es mal lernen, im Schulfach ... **Geschichte!**

Kurzgedicht 90 / 101
Tesla, Kepler, Newton, Einstein.
Welches Schulfach kann das nur sein?
Regeln, Gesetze, mir brach es das Genick.
Kann kompliziert sein, für manche, die ... **Physik.**

Reimrätsel 10: Verschiedenes

Kurzgedicht 91 / 101
Dieser Tag ist immer anders und doch gleich.
Feierst du ihn mit Freunden und Familie, bist du reich.
Kuchen und Kerze dürfen nicht fehlen. Wie alt wirst du? Sag!
Sonst zähl ich die Kerzen, an deinem ...
Geburtstag!

Kurzgedicht 92 / 101
Einmal im Jahr ist die Zeit dafür da.
Jesus' Auferstehung, der Winter macht sich rar.
Wir bemalen sie, blasen sie, sehnen sie herbei.
Es ist bunt, es ist Kult – das ... **Osterei.**

Kurzgedicht 93 / 101
Man kauft sie im Laden, stellt sie ins Regal.
Sie zu lesen, ein Genuss und keine Qual.
Hat es dir nicht gefallen, so wars ein Versuch.
Doch lies jede Seite, in einem ... **Buch**!

Kurzgedicht 94 / 101
Es ist die Maschine der Neuzeit, funktioniert auf Knopfdruck.
Es hat Tastatur, Maus und Bildschirm, du hast es bestimmt auch, guck!
Es versetzt dich ins Internet, zum Beispiel mit Router.
Was ich suche? Na klar, ich suche: ... **Computer**!

Kurzgedicht 95 / 101

Das gibt es schon ewig, schon in der Steinzeit.

Es ist heiß, warm, brennt, lodert, halt dich bereit!

Es kommt aus dem „Zeug", ist nicht sehr teuer.

Was ich meine? Ist doch klar, ich meine: ... **Feuer!**

Kurzgedicht 96 / 101

Es ist elementar für uns Menschen, denn wir bestehen daraus.

Wir nutzen es zum Duschen, Trinken und kochen daraus.

Es kommt auch von oben, H_2O, gibt dem Leben Energie, auch diesem Verfasser!

Was ich meine, das ist doch klar, ich meine: ... **Wasser!**

Kurzgedicht 97 / 101
Wenn dir langweilig ist, schaltest du es an.
Serien, Filme, es zieht dich in deinen Bann.
Wenn es dich nervt, schalt es aus! Weggehen!
Sonst setzen wir uns auf die Couch. Zum ...
Fernsehen

Kurzgedicht 98 / 101
Es erscheint jeden Tag. Es informiert darüber,
was man mag und nicht mag.
Es liegt im Briefkasten, für Alt und Jung.
Der Begriff, den ich suche? ... **Zeitung**!

Kurzgedicht 99 / 101
Heute schreiben wir es selten.
Es kann als Vorgänger der E-Mail gelten.
Absender, Empfänger, Stempel und Schrift – in kursiv.
Was ich meine, das ist ein ... **Brief**!

Kurzgedicht 100 / 101

Jeder von uns kennt es, hat es, kann es fühlen.
Wir empfinden es für Eltern, Verwandte, Partner, Tiere.
Auch für Essen, wenn ich diniere!
Der Begriff, auf den ich „Herzschmerz" schiebe,
er nennt sich … **Liebe!**

Kurzgedicht 101 / 101

Man sagt, das Gesuchte ist auch jeder Anfang,
jede Wurst hat es, jede Geschichte, jedes Leben, jeder Drang.
Es ist der Punkt, wenn ich dir eine Nachricht sende.
Dieses Gedicht 101 ist es ebenfalls, es ist – das … **Ende!**

P.S. Auf Seite 53 findest du noch ein exklusives Geschenk von uns. Lass dich überraschen!

ENDE

Ich hoffe, das Buch hat dir gefallen.

Im Übrigen wäre ich Dir sehr dankbar, wenn du dir eine Minute Zeit für ein Feedback auf Amazon.de nimmst!

Rezensionen sind für uns freie Autoren sehr wichtig, denn darüber werden sie gemessen! Nimm dir daher doch bitte die Minute Zeit und schreibe eine ehrliche Rezension über dieses Buch!

Weitere Senioren Beschäftigungen

Wir bemühen uns sehr und bringen stetig neue Bücher für Senioren raus, damit es nie langweilig wird ☺

Weitere Bücher von uns findest du hier:

Direkt zu unseren Büchern auf Amazon:
http://bit.ly/sb-autorenseite

Unsere Webseite:
https://senioren-beschaeftigungen.de

Weitere Beschäftigungs Bücher findest du auf Amazon.de, indem du in die Suchleiste „Kristina Büttertz" eingibst, auf eines unserer Bücher klickst, und dann unterhalb des Titels auf dir Buchreihe „Senioren Beschäftigungen" klickst.

Vielen Dank für die Unterstützung.

Unser Geschenk an dich

Als Dankeschön und EXKLUSIVER Käufer unseres Buchs, möchten wir dir ein Geschenk machen.

---

100 kostenlose Seniorenbeschäftigungen

UND die 10 Eigenschaften über die ein Seniorenbetreuer/in unbedingt verfügen sollte. (Inkl. Stundenzettel für Seniorenbetreuer!)

Du kannst dir das Geschenk unter folgendem Link herunterladen:

https://bit.ly/unsergeschenk

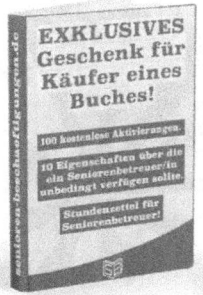

Haftungsausschluss

Die Umsetzung aller enthaltenen Informationen, Anleitungen und Strategien dieses Buchs erfolgt auf eigenes Risiko. Für etwaige Schäden jeglicher Art kann der Autor aus keinem Rechtsgrund eine Haftung übernehmen. Für Schäden materieller oder ideeller Art, die durch die Nutzung oder Nichtnutzung der Informationen bzw. durch die Nutzung fehlerhafter und/oder unvollständiger Informationen verursacht wurden, sind Haftungsansprüche gegen den Autor grundsätzlich ausgeschlossen. Ausgeschlossen sind daher auch jegliche Rechts- und Schadensersatzansprüche. Dieses Werk wurde mit größter Sorgfalt nach bestem Wissen und Gewissen erarbeitet und niedergeschrieben. Für die Aktualität, Vollständigkeit und Qualität der Informationen übernimmt der Autor jedoch keinerlei Gewähr. Auch können Druckfehler und Falschinformationen nicht vollständig ausgeschlossen werden. Für fehlerhafte Angaben vom Autor kann keine juristische Verantwortung sowie Haftung in irgendeiner Form übernommen werden.

Urheberrecht

Alle Inhalte dieses Werkes sowie Informationen, Strategien und Tipps sind urheberrechtlich geschützt. Alle Rechte sind vorbehalten. Jeglicher Nachdruck oder jegliche Reproduktion – auch nur auszugsweise – in irgendeiner Form wie Fotokopie oder ähnlichen Verfahren, Einspeicherung, Verarbeitung, Vervielfältigung und Verbreitung mit Hilfe von elektronischen Systemen jeglicher Art (gesamt oder nur auszugsweise) ist ohne ausdrückliche schriftliche Genehmigung des Autors strengstens untersagt. Alle Übersetzungsrechte vorbehalten. Die Inhalte dürfen keinesfalls veröffentlicht werden. Bei Missachtung behält sich der Autor rechtliche Schritte vor.

-

Impressum:

© Senioren Beschäftigungen 2020
1. Auflage. Alle Rechte vorbehalten. Nachdruck, auch in Auszügen, nicht gestattet. Kein Teil dieses Werkes darf ohne schriftliche Genehmigung des Autors in irgendeiner Form reproduziert, vervielfältigt oder verbreitet werden.
Kontakt: Lukas Weithaler/Unser Frau 169/ 39020 Schnals/ Italien/E-mail: info@senioren-beschaeftigungen.de

www.ingramcontent.com/pod-product-compliance
Lightning Source LLC
Chambersburg PA
CBHW070836220526
45466CB00002B/798